Recetas Cotidianas Para La Dieta Cetogénica 2021

La Guía Definitiva Con Deliciosas Recetas Para La
Salud Y Para Todos Los Gustos

Paloma Fuentes

Tabla ocontenido

RECETAS DE
BATIDOS Y

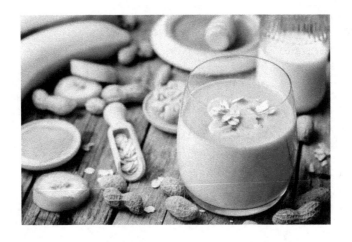

Chaffle de brócoli y queso

Tiempo de preparación: 5 minutos Tiempo de cocción: 8 minutos Porciones: 2

Ingredientes:

- 1/4 de taza de floretes de brócoli

- 1 huevo batido

- 1 cucharada de harina de almendras

- 1/4 cucharadita de ajo en polvo

- 1/2 taza de queso cheddar

Instrucciones:

1. Precalentar a tu fabricante de gofres.

2. Agregue el brócoli al procesador de alimentos.

3. Pulse hasta que se corte.

4. Añadir a un tazón.

5. Agregue el huevo y el resto de los ingredientes.

6. Mezcle bien.

7. Vierta la mitad de la masa al fabricante de gofres.

8. Cubra y cocine durante 4 minutos.

9. Repita el procedimiento para hacer el siguiente chaffle.

   Nutrición: Calorías 170 Grasa total 13 g Grasa saturada 7 g Colesterol 112 mg Sodio 211 mg Potasio 94 mg Carbohidratos totales 2 g Fibra dietética 1 g Proteína 11 g Azúcares totales 1 g

Setas cremosas de pollo

Tiempo de preparación: 10 minutos

Tiempo de cocción: 30 minutos Servir: 4

Ingredientes:

- 2 libras de pechugas de pollo, cortadas a la mitad
- 1/4 de taza de tomates secados al sol
- 7.5 oz de champiñones en rodajas
- 1/2 taza de mayonesa
- 1 cucharadita de sal

Indicaciones:

1. Precaliente el horno a 400 F.
2. Coloque las pechugas de pollo en el molde para hornear engrasado y cubra con tomates, champiñones, mayonesa y sal secados al sol. Mezcle bien.
3. Hornee en el horno durante 30 minutos.
4. Sirva y disfrute.

Valor nutricional (cantidad por porción):

Calorías 561

Grasa 27 g

Carbohidratos 10 g

Azúcar 4 g

Proteína 68 g

Colesterol 210 mg

Chaffle de calabaza y pacana

Tiempo de preparación: 5 minutos Tiempo de cocción: 10 minutos Porciones: 2

Ingredientes:

- 1 huevo batido

- 1/2 taza de queso mozzarella rallado

- 1/2 cucharadita de especias de calabaza

- 1 cucharada de calabaza pura

- 2 cucharadas de harina de almendras

- 1 edulcorante de cucharadita

- 2 cucharadas de pacanas picadas

Instrucciones:

1. Encienda el fabricante de gofres.
2. Batir el huevo en un tazón.

3. Agregue el resto de los ingredientes.

4. Vierta la mitad de la mezcla en el dispositivo.

5. Selle la tapa.

6. Cocine durante 5 minutos.

7. Retire el rozadura con cuidado.

8. Repita los pasos para hacer el segundo rozaduras.

Nutrición: Calorías 210 Grasa total 17 g Grasa saturada 10 g Colesterol 110 mg sodio 250 mg Potasio 570 mg Carbohidratos totales 4,6 g Fibra dietética 1,7 g Proteína 11 g Azúcares totales 2 g

Chaffle con salsa de salchichas

Tiempo de preparación: 5 minutos Tiempo de cocción: 15 minutos Porciones: 2

Ingredientes:

- 1/4 de taza de salchicha, cocida

- 3 cucharadas de caldo de pollo

- 2 cucharaditas de queso crema

- 2 cucharadas de crema para batir pesada

- 1/4 cucharadita de ajo en polvo

- Pimienta al gusto

- 2 rozaduras básicas

Instrucciones:

1. Agregue la salchicha, el caldo, el queso crema, la crema, el ajo en polvo y la pimienta a una sartén a fuego medio.

2. Hierva y luego reduzca el calor.

3. Cocine a fuego lento durante 10 minutos o hasta que la salsa se haya espesado.

4. Vierta la salsa encima de los rozaduras básicas

5. Servir.

Nutrición:

Calorías 212 Grasa total 17 g Grasa saturada 10 g Colesterol 134 mg Sodio 350 mg Potasio 133 mg Carbohidratos totales 3 g Fibra dietética 1 g Proteína 11 g Azúcares totales 1 g

Chaffles de pastel
de manzana

Tiempo de preparación: 10 minutos Tiempo de cocción: 14 minutos Porciones: 2

Ingredientes:

- 1/2 taza de queso mozzarella finamente rallado

- 1 huevo batido

- 1/4 cucharadita de especia de pastel de manzana

- 4 rodajas de mantequilla para servir

Instrucciones:

1. Precalentar la plancha de gofres.

2. Abra la plancha, vierta la mitad del queso mozzarella en la plancha, cubra con la mitad del huevo, y espolvoree con la mitad de la

   especia de pastel de manzana.

3. Cierre la plancha y cocine hasta que esté crujiente, de 6 a 7 minutos.

4. **Retire el chaffle** en un plato **y reserve.**

5. **Haga el segundo chaffle** con los ingredientes **restantes.**

6. **Deje enfriar y servir después.**

Nutrición: Calorías 146; Grasas 14.73g; Carbohidratos 0.9g; Carbohidratos netos 0.7g; Proteína 3.07g

Keto Reuben Chaffles

Tiempo de preparación: 15 minutos Tiempo de cocción: 28 minutos Porciones: 4

Ingredientes:

Para los rozaduras:

- **2 huevos batidos**
- **1 taza de queso suizo** finamente rallado
- **2 cucharaditas de semillas** de alcaravea
- **1/8 cucharadita de sal**
- **1/2 cucharadita de polvo** de hornear

Para la salsa:

- **2 cucharadas de ketchup** sin azúcar
- **3 cucharadas de mayonesa**
- **1 cucharada de sabor al eneldo**
- **1 cucharadita de salsa** picante

Para el relleno:

- **6 oz de pastrami**
- **2 rebanadas** de queso suizo
- **1/4 de taza de rábanos** encurtidos

Indicaciones:

Para los rozaduras:

1. Precalentar la plancha de gofres.

2. En un tazón mediano, mezcle los huevos, el queso suizo, las semillas de alcaravea, la sal y el polvo de hornear.

3. Abra el hierro y agregue una cuarta parte de la mezcla. Cierre y cocine hasta que esté crujiente, 7 minutos.

4. Transfiera el chaffle a un plato y haga 3 chaffles más de la misma manera.

Para la salsa:

1. En otro tazón, mezcle el ketchup, la mayonesa, el sabor del eneldo y la salsa picante.

2. Para ensamblar:

3. Dividir en dos rozaduras; la salsa, el pastrami, las rebanadas de queso suizo y los rábanos encurtidos.

4. Cubrir con los otros chaffles, dividir el sándwich en mitades y servir.

Nutrición: Calorías 316 Grasas 21.78g Carbohidratos 6.52g Carbohidratos Netos 5.42g Proteína 23.56g

Jalapeños rellenos

Tiempo de preparación: 10 minutos Tiempo de cocción: 15 minutos

Saque: 12

Ingredientes:

- 1/2 taza de pollo, cocido y rallado
- 6 jalapeños, cortados a la mitad
- 3 cucharadas de cebolla verde en rodajas
- 1/4 de taza de queso cheddar rallado
- 1/2 cucharadita de albahaca seca
- 1/4 cucharadita de ajo en polvo
- Queso crema de 3 oz
- 1/2 cucharadita de orégano seco
- 1/4 cucharadita de sal

Indicaciones:

- Precaliente el horno a 390 F.
- Mezcle todos los ingredientes en un tazón excepto jalapeños.
- Rellena la mezcla de pollo en cada jalapeño a la mitad y colóquelo en una bandeja para hornear.
- Hornee durante 25 minutos.
- Sirva y disfrute.

Valor nutricional (cantidad por porción):

Calorías 106

Grasa 9 g

Carbohidratos 2 g

Azúcar 1 g

Proteína 7 g

Colesterol 35 mg

Camarones picantes y chaffles

Tiempo de preparación: 15 minutos

Tiempo de cocción: 31 minutos Porciones: 4

Ingredientes:

Para el camarón:

- **1 cucharada de aceite** de oliva

- **1 libra de camarón jumbo, pelado y desveinado**

- **1 cucharada de condimento** criollo

- **Sal al gusto**

- **2 cucharadas de salsa** picante

- **3 cucharadas de mantequilla**

- **2 cucharadas de cebolletas frescas picadas para decorar**

Para los rozaduras:

- **2 huevos batidos**

- **1 taza de queso** Monterey Jack finamente rallado

Instrucciones:

Para el camarón:

1. Caliente el aceite de oliva en una sartén mediana a fuego medio.

2. Sazona el camarón con el condimento criollo y la sal. Cocine en el aceite hasta que esté rosado y opaco en ambos lados, 2

   Minutos.

3. Vierta la salsa picante y la mantequilla. Mezcle bien hasta que los camarones estén adecuadamente cubiertos en la salsa, 1 minuto.

4. Apague el fuego y reserve.

Para los rozaduras:

2. Precalentar la plancha de gofres.

3. En un tazón mediano, mezcle los huevos y el queso Monterey Jack.

4. Abra el hierro y agregue una cuarta parte de la mezcla. Cierre y cocine hasta que esté crujiente, 7 minutos.

5. **Transfiera el chaffle a un** plato y haga **3 chaffles** más **de la misma manera.**

6. **Corta los pajas en** cuartos **y colóquelos en un plato.**

7. **Cubra con los camarones y decore con las cebolletas.**

8. **Sirva caliente.**

Nutrición: Calorías 342 Grasas 19.75g Carbohidratos 2.8g Carbohidratos Netos   2.3g Proteína 36.01g

RECETAS DE CERDO, CARNE

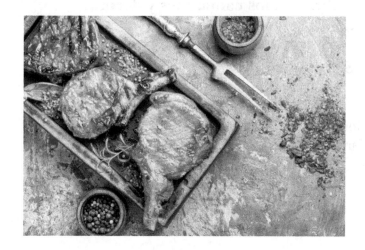

Solomillo de cerdo con pimienta de limón

Tiempo de preparación: 10 minutos Tiempo de cocción: 25 minutos Servir: 4

Ingredientes:

- Solomillo de cerdo de 1 libra
- 3/4 cucharadita de pimienta de limón
- 1 1/2 cucharadita de orégano seco
- 1 cucharada de aceite de oliva
- 4 cucharadas de queso feta, desmenuzado
- 2 1/2 cucharada de tapenade de oliva

Indicaciones:

1. Agregue el cerdo, el aceite, la pimienta de limón y el orégano en una bolsa con cierre de cremallera. Sellar la bolsa y frotar bien y colocar en un refrigerador durante 2 horas.

2. Retire el cerdo de la bolsa de cierre con cremallera.

3. El uso de un cuchillo afilado hace que corte a lo largo a través del centro del solomillo.

4. Esparce la tapenada de oliva en medio solomillo y espolvorea con queso desmenuzado.

5. Dobla otra mitad de carne a la forma original de solomillo.

6. Cierre el solomillo de cerdo con cordel a intervalos de 2

pulgadas.

7. Parrilla durante 20 minutos. Gire el solomillo durante la parrilla.

8. Cortado en rodajas y servir.

Valor nutricional (cantidad por porción):

Calorías 215

Grasa 10 g

Carbohidratos 1 g

Azúcar 1 g

Proteína 31 g

Colesterol 90 mg

Tazón de rollo de huevo de cerdo

Tiempo de preparación: 10 minutos Tiempo de cocción: 10 minutos Servir: 6

Ingredientes:

- 1 libra de cerdo molido
- 3 cucharadas de salsa de soja
- 1 cucharada de aceite de sésamo
- 1/2 cebolla en rodajas
- 1 cabeza mediana de repollo en rodajas
- 2 cucharadas de cebolla verde picada
- 2 cucharadas de caldo de pollo
- 1 cucharadita de jengibre molido
- 2 dientes de ajo picados
- Pimienta
- Sal

Indicaciones:

1. Carne marrón en una sartén a fuego medio.
2. Agregue el aceite y la cebolla a la sartén con carne. Mezcle bien y cocine a fuego medio.
3. En un tazón pequeño, mezcle la salsa de soja, el jengibre y el ajo.

4. Agregue la mezcla de salsa de soja a la sartén.

5. Agregue el repollo a la sartén y ajones para cubrir.

6. Agregue el caldo a la sartén y mezcle bien.

7. Cocine a fuego medio durante 3 minutos.

8. Sazona con pimienta y sal.

9. Decorar con cebolla verde y servir. **Valor nutricional (cantidad por porción):** Calorías 171

Grasa 5 g

Carbohidratos 10 g

Azúcar 5 g

Proteína 23 g

Colesterol 56 mg

RECETAS DE MARISCOS Y

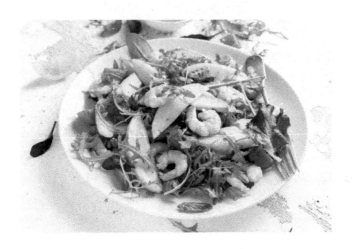

Salmón a la parrilla

Tiempo de preparación: 10 minutos Tiempo de
cocción: 25 minutos

Saque: 4

Ingredientes:

- 4 filetes de salmón
- 1 cucharadita de romero seco
- 3 dientes de ajo picados
- 1/4 cucharadita de pimienta
- 1 cucharadita de sal

Indicaciones:

1. En un tazón, mezcle el romero, el ajo, la pimienta y
   la sal.
2. Agregue los filetes de salmón en un tazón y cubra bien
   y deje reposar durante 15 minutos.
3. Precalentar la parrilla.
4. Coloque filetes de salmón marinados en la parrilla
   caliente y cocine durante 10-12 minutos.
5. Sirva y disfrute.

Valor nutricional (cantidad por porción):

Calorías 240

Grasa 11 g

Carbohidratos 1 g

Azúcar 0 g

Proteína 34 g

Colesterol 78 mg

COMIDAS SIN CARNE

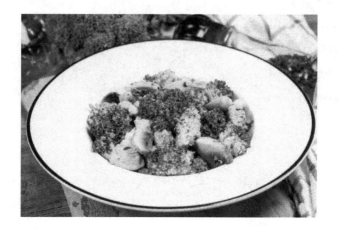

Repollo cremoso

Tiempo de preparación: 10 minutos Tiempo de

cocción: 15 minutos

Saque: 4

Ingredientes:

- Cabeza de repollo 1/2, desmenuzada

- 3 dientes de ajo picados

- 1 cebolla en rodajas

- 1 pimiento cortado en tiras

- 2 cucharadas de mantequilla

- Queso crema de 3 oz

- 1/4 cucharadita de cebolla en polvo

- 1/4 cucharadita de ajo en polvo

- 1/2 cucharadita de pimienta

- 1 cucharadita de sal kosher

Indicaciones:

1. Derretir la mantequilla en una cacerola a fuego medio.

2. Agregue el ajo y la cebolla y saltee durante 5 minutos.

3. Agregue el repollo y el pimiento y cocine durante 5 minutos.

4. Agregue los ingredientes restantes y revuelva bien.

5. Sirva y disfrute.

Valor nutricional (cantidad por porción):

Calorías 170

Grasa 13 g

Carbohidratos 12 g

Azúcar 5 g

Proteína 3 g

Colesterol 40 mg

SOPAS, GUISOS Y ENSALADAS

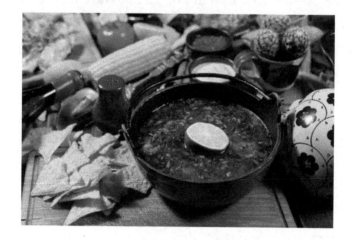

Sopa de zanahoria

de jengibre

Tiempo de preparación: 10 minutos Tiempo de cocción: 10 minutos

Saque: 4

Ingredientes:

- 4 zanahorias peladas y picadas
- 1 cucharadita de polvo de cúrcuma
- 3 tazas de caldo de verduras
- 2 cucharaditas de aceite de coco
- 3 dientes de ajo picados
- 1 cebolla picada
- 1 parsnip, pelado y picado
- 1 cucharada de jugo de limón fresco
- 1/4 cucharadita de pimienta de Cayena
- 1/2 cucharada de jengibre rallado

Indicaciones:

1. Precalentar el horno a 350 F.
2. Agregue las zanahorias, el ajo, la cebolla, el parsnip, el aceite de coco y la pimienta de Cayena en un tazón y mezcle bien.
3. Esparce la mezcla del tazón en la bandeja para hornear y asa en el horno durante 15 minutos.

4. Transfiera verduras asadas en licuadora junto con jengibre, jugo de limón y caldo en la licuadora y licúe hasta que quede suave.
5. Sirva y disfrute.

Valor nutricional (cantidad por porción):

Calorías 72

Grasa 4 g

Carbohidratos 11 g

Azúcar 5 g

Proteína 1 g

Colesterol 0 mg

Sopa de camarones con champiñones de queso

Tiempo de preparación: 10 minutos Tiempo de cocción: 15 minutos Servir: 8

Ingredientes:

- 24 oz de camarón, cocido
- 8 oz de queso cheddar rallado
- 1/2 taza de mantequilla
- 1 taza de crema pesada
- 32 oz de caldo de verduras
- 2 tazas de champiñones en rodajas
- Pimienta
- Sal

Indicaciones:

1. Añadir caldo y champiñones a una olla grande. Llevar a ebullición.
2. Gire el fuego a medio y agregue el queso, la crema pesada y la mantequilla y revuelva hasta que el queso se derrita.
3. Agregue los camarones. Revuelva bien y cocine durante 2 minutos más.
4. Sirva y disfrute.

Valor nutricional (cantidad por porción):

Calorías 390

Grasa 28 g

Carbohidratos 3 g

Azúcar 0,8 g

Proteína 30 g

Colesterol 17

Mg

POSTRES Y BEBIDAS

Helado de mantequilla de maní proteico

Tiempo de preparación: 5 minutos Tiempo de cocción: 5 minutos Servir: 2

Ingredientes:

- 5 gotas de stevia líquida
- 2 cucharadas de crema pesada
- 2 cucharadas de mantequilla de maní
- 2 cucharadas de proteína en polvo
- 3/4 de taza de queso cottage

Indicaciones:

1. Agregue todos los ingredientes a la licuadora y licúe hasta que estén suaves.
2. Vierta la mezcla mezclada en el recipiente y colóquelo en el refrigerador durante 30 minutos.
3. Sirva frío y disfrute.

Valor nutricional (cantidad por porción):

Calorías 222

Grasa 15 g

Carbohidratos 7 g

Azúcar 2 g

Proteína 16 g

Colesterol 27 mg

BRUNCH Y CENA

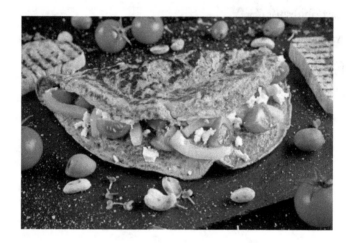

Muffins de col rizada de coco

Tiempo de preparación: 10 minutos Tiempo de cocción: 30 minutos

Servir: 8

Ingredientes:

- 6 huevos
- 1/2 taza de leche de coco sin endulzar
- 1 taza de col rizada picada
- 1/4 cucharadita de ajo en polvo
- 1/4 cucharadita de pimentón
- 1/4 de taza de cebolla verde picada
- Pimienta
- Sal

Indicaciones:

1. Precalentar el horno a 350 F.
2. Agregue todos los ingredientes en el tazón y bata bien.
3. Vierta la mezcla en la bandeja de muffins engrasados y hornee en el horno durante 30 minutos.
4. Sirva y disfrute.

Valor nutricional (cantidad por porción):

Calorías 92

Grasa 7 g

Carbohidratos 2 g

Azúcar 0,8 g

Proteína 5 g

Colesterol 140 mg

RECETAS DE DESAYUNO

Mini Tazas de Guacamole de Tocino

Servicios: 4

Tiempo de preparación: 40 minutos

Ingredientes

- 1 aguacate maduro
- 9 rebanadas de tocino, 6 rebanadas cortadas a la mitad y 3 rebanadas descuartizados
- 2 cucharadas de cebolla picada
- Sal kosher y pimienta negra, al gusto
- 1 jalapeño pequeño, sembrado y picado

Indicaciones

1. Precalentar el horno a 4000F y girar 4 mini-muffins al revés en una bandeja para hornear.
2. Rocíe la parte superior de las latas de muffins volcadas y coloque el cuarto de la rebanada en la parte superior.
3. Envuelva los lados de las mini-sartenes con las

porciones más largas de tocino y asegure con un palillo de dientes.

4. Hornee durante unos 25 minutos y retírelo cuidadosamente de las mini tazas de muffins.

5. Mientras tanto, machacar aguacate con un tenedor en un tazón mediano y mezclar el jalapeño, cebollas, sal y pimienta negra.

6. Ponga el guacamole en las tazas de tocino y sirva caliente.

Cantidad nutricional por porción

Calorías 337

Grasa total 27.7g 36%

Grasa saturada 7.9g 40% Colesterol 47mg 16%

Sodio 991mg 43%

Carbohidratos Totales 5.6g 2% Fibra Dietética 3.6g

13% Azúcares Totales 0.6g

Proteína 16.9g

Muffins de tocino de desayuno

Servicios: 6

Tiempo de preparación: 30 minutos

Ingredientes

- 1 taza de trozos de tocino
- 3 tazas de harina de almendras, orgánica
- 1/2 taza de ghee, derretido
- 1 cucharadita de bicarbonato de sodio
- 4 huevos

Indicaciones

1. Precaliente el horno a 3500F y forre latas de muffins con revestimientos de muffins.

2. Derretir ghee en un tazón y mezclar la harina de almendras y bicarbonato de sodio.

3. Mezcle bien y agregue los trozos de tocino y los huevos.

4. Divida la mezcla en las latas de muffins y transfiérala al horno.

5. Hornee durante unos 20 minutos y retírelo del horno para servir.

Cantidad nutricional por porción

Calorías 485

Grasa total 49.8g 64% Grasa saturada 37.3g 186% Colesterol
156mg 52%

Sodio 343mg 15%

Carbohidratos Totales 6.9g 3% Fibra Dietética 2.6g 9%

Azúcares totales 4.2g Proteína 7.7g

APERITIVOS Y POSTRES

Frijoles verdes ajo
Salteados

Servicios: 4

Tiempo de preparación: 25 minutos

Ingredientes

- 2 cucharadas de aceite de cacahuete
- 1 libra de judías verdes frescas
- 2 cucharadas de ajo picado
- Sal y chile rojo, al gusto
- 1/2 cebolla amarilla, viva

Indicaciones

1. Caliente el aceite de cacahuete en un wok a fuego alto y agregue el ajo y la cebolla.
2. Saltee durante unos 4 minutos agregue los frijoles, la sal y el chile rojo.
3. Saltee durante unos 3 minutos y agregue un poco de agua.
4. Cubra con la tapa y cocine a fuego lento durante unos 5 minutos.
5. Despacha en un tazón y sirve caliente.

Cantidad nutricional por porción

Calorías 107 Grasa Total 6.9g 9%

Grasa saturada 1.2g 6% Colesterol 0mg 0%

Sodio 8mg 0%

Carbohidratos Totales 10.9g 4% Fibra Dietética 4.3g 15%

Azúcares totales 2.3g Proteína 2.5g

RECETAS DE CARNE DE

Chuletas de cerdo Zesty

Servicios: 4

Tiempo de preparación: 50 minutos

Ingredientes

- 4 cucharadas de mantequilla
- 3 cucharadas de jugo de limón
- 4 chuletas de cerdo, de hueso
- 2 cucharadas de mezcla de harina baja en carbohidratos
- 1 taza de salsa picante

Indicaciones

1. Cubra las chuletas de cerdo con una mezcla de harina baja en carbohidratos.
2. Mezcle la salsa picante y el jugo de limón en un tazón.
3. Caliente el aceite en una sartén a fuego medio y agregue las chuletas y la mezcla picante.
4. Cocine cubierto durante unos 35 minutos y sirva caliente.

Cantidad nutricional por porción

Calorías 398

Grasa total 33.4g 43% Grasa saturada 15g 75%

Colesterol 99mg 33%

Sodio 441mg 19%

Carbohidratos Totales 4g 1% Fibra Dietética 0.7g

3% Azúcares Totales 2.1g

Proteína 19.7g

RECETAS DE MARISCOS

Brócoli y queso

Servicios: 4

Tiempo de preparación: 20 minutos

Ingredientes

- 51/2 oz. de queso cheddar rallado

- 23 oz. de brócoli picado

- 2 oz. de mantequilla

- Sal y pimienta negra, al gusto

- 4 cucharadas de crema agria

Indicaciones

1. Caliente la mantequilla en una sartén grande a fuego medio-alto y agregue brócoli, sal y pimienta negra.

2. Cocine durante unos 5 minutos y agregue la crema agria y el queso cheddar.

3. Cubra con la tapa y cocine durante unos 8 minutos a fuego medio-bajo.

4. Despacha a un tazón y sirve caliente.

Cantidad nutricional por porción

Calorías 340

Grasa total 27.5g 35% Grasa saturada 17.1g 85%

Colesterol 77mg 26%

Sodio 384mg 17%

Carbohidratos Totales 11.9g 4% Fibra Dietética 4.3g 15%

Azúcares totales 3g Proteína 14.8g

RECETAS DE POLLO Y AVES DE CORRAL

Pollo caprese

Servicios: 4

Tiempo de

preparación: 30

minutos

Ingredientes

- 1 libra de pechugas de pollo, deshuesadas y sin piel

- 1/4 de taza de vinagre balsámico

- 1 cucharada de aceite de oliva virgen extra

- Sal kosher y pimienta negra, al gusto

- 4 rebanadas de queso

mozzarella Directions

1. Sazona el pollo con sal y pimienta negra.
2. Caliente el aceite de oliva en una sartén a fuego medio y cocine el pollo durante unos 5 minutos a cada lado.
3. Agregue el vinagre balsámico y cocine durante unos 2 minutos.
4. Agregue las rodajas de queso mozzarella y cocine durante unos 2 minutos hasta que se derrita.
5. Despacha en un plato y sirve caliente.

Cantidad nutricional por porción

Calorías 329

Grasa total 16.9g 22%

Grasa saturada 5.8g 29%

Colesterol 116mg 39%

Sodio 268mg 12%

Carbohidratos totales 1.1g 0%

Fibra dietética 0g 0%

Azúcares totales

0.1g Proteína

40.8g

Pollo asado con mantequilla herbácea

Servicios: 6

Tiempo de

preparación: 30

minutos

Ingredientes

- 1 cucharada de pasta de ajo

- 6 patas de pollo

- 4 tazas de agua

- Sal, al gusto

- 4 cucharadas de mantequilla

herbácea Directions

1. Sazona las patas de pollo con sal y mézclalas con pasta de ajo.
2. Coloque un estante en una olla a presión eléctrica y agregue agua.
3. Coloque los trozos marinados de pollo en el estante y bloquee la tapa.
4. Cocine a alta presión durante unos 15 minutos.
5. Suelte naturalmente la presión y despache en un plato.
6. Esparce la mantequilla herbácea en las patas de pollo y sirve.

Cantidad nutricional por porción

Calorías 304

Carbohidratos totales 0.7g 0%

Grasa total 12.7g 16%

Fibra dietética 0g 0%

Grasa saturada 3.8g 19%

Azúcares totales

Colesterol 137mg 46%

0.1g Proteína 44g

Sodio 177mg 8%

Enchiladas de pollo

Servicios: 2

Tiempo de

preparación: 25

minutos

Ingredientes

- 2 onzas de pollo, rallado

- 1/2 cucharada de aceite de oliva

- 2 onzas de champiñones shiitake, picados

- Sal marina y pimienta negra, al gusto

- 1/2 cucharadita de vinagre de

manzana Directions

1. Caliente el aceite de oliva en una sartén y agregue las setas.
2. Saltee durante unos 30 segundos y agregue el pollo.
3. Cocine durante unos 2 minutos y vierta vinagre de sidra de manzana.
4. Sazona con sal marina y pimienta negra y cubre la tapa.
5. Cocine durante unos 20 minutos a fuego medio-bajo.
6. Despacha y sirve

caliente. Cantidad nutricional por porción

Calorías 88

Grasa total 4.4g 6%

Grasa saturada 0.8g 4%

Colesterol 22mg 7%

Sodio 86mg 4%

Carbohidratos Totales

3.9g 1% Fibra

Dietética 0.6g 2%

Azúcare

s totales

1g

Proteína

8.7g

Bolas de Pavo

Servicios: 6

Tiempo de

preparación: 35

minutos

Ingredientes

- 1 taza de brócoli picado

- 1 libra de pavo, hervido y picado

- 2 cucharaditas de pasta de jengibre y ajo

- Condimento de sal y pimienta de limón, al gusto

- 1/2 taza de

aceite de oliva

Indicaciones

1. Precaliente el horno a 3600F y engrase una bandeja para hornear.
2. Mezcle el pavo, el aceite de oliva, el brócoli, la pasta de jengibre y ajo, la sal y el condimento de pimienta de limón en un tazón.
3. Haga bolas pequeñas de esta mezcla y colóquelas en la bandeja para hornear.
4. Transfiéralo al horno y hornea durante unos 20 minutos.
5. Retirar del horno y servir con la inmersión de su elección.

Cantidad nutricional por porción

Calorías 275

Grasa total 20.1g 26% Grasa

saturada 3g 15%

Colesterol 58mg 19%

Sodio 53mg 2%

Carbohidratos Totales 1.5g 1%

Fibra Dietética 0.4g 1%

Azúcares totales

0.3g Proteína

22.4g

RECETAS DE DESAYUNO

Avena nocturna

sin granos

Tiempo total: 10 minutos Sirve: 1

Ingredientes:

- 2/3 taza de leche de coco sin endulzar
- 2 cucharaditas de semillas de chía
- 2 cucharadas de proteína de vainilla en polvo
- 1/2 cucharada de harina de coco
- 3 cucharadas de corazones de cáñamo

Indicaciones:

1. Agregue todos los ingredientes en el frasco de vidrio y revuelva para combinar.
2. Cierre el frasco con tapa y colóquelo en el refrigerador durante la noche.
3. Cubra con bayas frescas y sirva.

Valor nutricional (Cantidad por porción): Calorías 378; Grasa 22,5 g; Carbohidratos 15 g; Azúcar 1,5 g; Proteína 27 g; Colesterol 0mg;

Desayuno Granola

Tiempo total: 30 minutos Sirve: 15

Ingredientes:

- 1 cucharadita de jengibre molido
- 1 cucharadita de canela molida
- 1/4 de taza de aceite de coco, derretido
- 1 taza de nueces picadas
- 2/3 taza de semillas de calabaza
- 2/3 taza de semillas de girasol
- 1/2 taza de semillas de lino
- 3 tazas de coco desecado

Indicaciones:

1. Agregue todos los ingredientes en el tazón grande y mezcle bien.
2. Esparce la mezcla de granola en una bandeja para hornear y hornea a 350 F/ 180 C durante 20 minutos. Gire la mezcla de granola con una cuchara después de cada 3 minutos.
3. Deje enfriar completamente y servir.

Valor nutricional (Cantidad por porción): Calorías 208; Grasa 17 g; Carbohidratos 11.4 g; Azúcar 5,8 g; Proteína 4.1 g; Colesterol 0 mg;

RECETAS DE ALMUERZO

Ensalada de nabos

Tiempo total: 10 minutos Sirve: 4

Ingredientes:

- 4 nabos blancos en espiral
- 1 jugo de limón
- 4 ramitas de eneldo, picadas
- 2 cucharadas de aceite de oliva
- 1 1/2 cucharadita de sal

Indicaciones:

1. Sazona el nabo en espiral con sal y masajea suavemente con las manos.
2. Agregue el jugo de limón y el eneldo. Sazona con pimienta y sal.
3. Rocía con aceite de oliva y combina todo bien.
4. Sirva inmediatamente y disfrute.

Valor nutricional (Cantidad por porción): Calorías 49; Grasa 1,1 g; Carbohidratos 9 g;
Azúcar 5,2 g; Proteína 1,4 g; Colesterol 0 mg;

Brócoli de almendra asada

Tiempo total: 25 minutos Sirve: 4

Ingredientes:

- 1 florete de brócoli de 1 1/2 lbs
- 3 cucharadas de aceite de oliva
- 1 cucharada de jugo de limón fresco
- 3 cucharadas de almendras vivas, tostadas
- 2 dientes de ajo en rodajas
- 1/4 cucharadita de pimienta
- 1/4 cucharadita de sal

Indicaciones:

1. Precalentar el horno a 425 F/ 218 C.
2. Rocíe el plato para hornear con spray de cocina.
3. Agregue el brócoli, la pimienta, la sal, el ajo y el aceite en un tazón grande y mezcle bien.
4. Esparce el brócoli en el molde para hornear preparado y asa en el horno precalentado durante 20 minutos.
5. Agregue el jugo de limón y las almendras sobre el brócoli y mezcle bien.
6. Sirva y disfrute.

Valor nutricional (cantidad por porción):

Calorías 177; Grasa 13.3 g; Carbohidratos 12.9 g; Azúcar 3,2 g; Proteína 5,8 g; Colesterol 0 mg;

RECETAS PARA LA

Sopa de tomate de albahaca

Tiempo total: 20 minutos Sirve: 6

Ingredientes:

- 28 oz de tomates de lata
- 1/4 de taza de pesto de albahaca
- 1/4 cucharadita de hojas secas de albahaca
- 1 cucharadita de vinagre de sidra de manzana
- 2 cucharadas de eritritol
- 1/4 cucharadita de ajo en polvo
- 1/2 cucharadita de cebolla en polvo
- 2 tazas de agua
- 1 1/2 cucharadita de sal kosher

Indicaciones:

1. Agregue los tomates, el ajo en polvo, la cebolla en polvo, el agua y la sal en una cacerola.
2. Hierva a fuego medio. Reduzca el fuego y cocine a fuego lento durante 2 minutos.
3. Retire la cacerola del fuego y puré la sopa con una

licuadora hasta que quede suave.

4. Agregue el pesto, la albahaca seca, el vinagre y el eritritol.

5. Revuelva bien y sirva caliente.

Valor nutricional (Cantidad por porción): Calorías 30; Grasa 0 g; Carbohidratos 12.1 g;

Azúcar 9,6 g; Proteína 1,3 g; Colesterol 0 mg;

Cuscús de coliflor

Tiempo total: 25 minutos Sirve: 4

Ingredientes:

- 1 coliflor de cabeza, cortada en floretes
- 14 aceitunas negras
- 1 diente deajo, picado
- 14 oz de alcachofas
- 2 cucharadas de aceite de oliva
- 1/4 de taza de perejil picado
- 1 jugo de limón
- 1/2 cucharadita de pimienta
- 1/2 cucharadita de sal

Indicaciones:

1. Precalentar el horno a 400 F/ 200 C.
2. Agregue los floretes de coliflor en el procesador de alimentos y procese hasta que parezca arroz.
3. Esparce el arroz de coliflor en una bandeja para hornear y rocía con aceite de oliva. Hornee en horno precalentado durante 12 minutos.
4. En un tazón, mezcle el ajo, el jugo de limón, las alcachofas, el perejil y las aceitunas.
5. Agregue la coliflor al tazón y revuelva bien. Sazona con pimienta y sal.
6. Sirva y disfrute.

Valor nutricional (Cantidad por porción): Calorías 116; Grasa 8,8 g; Carbohidratos 8.4 g; Azúcar 3,3 g; Proteína 3,3 g; Colesterol 0 mg

RECETAS DE POSTRES

Quick Chocó Brownie

Tiempo total: 10 minutos Sirve: 1

Ingredientes:

- 1/4 de taza de leche de almendras
- 1 cucharada de cacao en polvo
- 1 cucharada de proteína de chocolate en polvo
- 1/2 cucharadita de polvo de hornear

Indicaciones:

En una taza apto para microondas mezcle polvo de hornear, proteínas en polvo y cacao.

1. Agregue la leche de almendras en una taza y revuelva bien.
2. Coloque la taza en microondas y microondas durante 30 segundos.
3. Sirva y disfrute.

Valor nutricional (Cantidad por porción): Calorías 207; Grasa 15,8 g; Carbohidratos 9.5 g; Azúcar 3,1 g; Proteína 12,4 g; Colesterol 20 mg;

RECETAS DE DESAYUNO

Empanadas de salchichas

Ningún desayuno tradicional estaría completo sin empanadas de salchichas. Llenos de proteínas, estas serían maravillosas antes de tu carrera matutina.

Tiempo total de preparación y cocción: Nivel de 20 minutos: Principiante

Hace: 4 Empanadas

Proteína: 25 gramos Carbohidratos netos:

5,2 gramos De grasa: 9 gramos

Azúcar: 1 gramo

Calorías: 272

Lo que necesita:

- 1/3 cucharadita de cebolla en polvo

- 3/4 lb. de cerdo molido

- 1/3 cucharadita de sal

- 4 3/4 oz. de champiñones picados

- 1/3 cucharadita de ajo en polvo

- 4 oz. de col rizada, en rodajas finas

- 1/8 cucharadita de jengibre molido

- 2 cucharadas de aceite de coco, separado

- 1/8 cucharadita de nuez moscada

- 2 dientes de ajo picados
- 1/4 cucharadita de semillas de hinojo

Pasos:

1. Derretir 1 cucharada de aceite de coco en una sartén.

2. Poner en los champiñones, ajo picado y col rizada y saltear durante aproximadamente 5 minutos y eliminar del fuego.

3. En un plato, combine el cerdo molido, las verduras cocidas, la cebolla en polvo, el ajo en polvo, la nuez moscada y las semillas de hinojo.

4. Divida en 4 secciones y cree empanadas a mano.

5. En la misma sartén, vierta una cucharada de aceite de coco y caliente.

6. Freír las empanadas durante aproximadamente 2 minutos y girar para dorar el otro lado. Voltee según sea necesario para cocinar completamente la carne en medio de las empanadas.

7. Sirva inmediatamente y disfrute.

Consejo de variación:

Puede optar por mezclar la receta utilizando diferentes carnes o verduras como pavo molido o carne de res y espinacas o pimientos.

Coliflor picante

Pavo

Este plato húmedo te mantendrá satisfecho durante todo el día y te hará volver

durante segundos a la hora de la cena.

Tiempo total de preparación y cocción: Nivel de 25 minutos: Principiante

Hace: 4 ayudas

Proteína: 23 gramos Carbohidratos netos:

4.4 gramos De grasa: 24 gramos

Azúcar: 0 gramos

Calorías: 310

Lo que necesita:

- 3/4 cucharadita de sal
- 12 oz. de pavo molido
- Mostaza de 3/4 tbs
- 1 2/3 tazas de coliflor
- 3/4 cucharadita de pimienta
- 2 cucharadas de aceite de coco
- 3/4 cucharadita de tomillo
- 1 cucharadita de cebolla en polvo
- 3/4 cucharadita de sal

- 2 dientes de ajo
- 3/4 cucharadita de ajo en polvo
- 1 2/3 tazas de leche de coco, grasa completa
- 3/4 cucharadita de sal de apio

Pasos:

1. Pulse los floretes de coliflor en una licuadora de alimentos durante aproximadamente 1 minuto de altura hasta que se desmenúen.
2. Caliente la coliflor en una cacerola.
3. Recoge la coliflor en una toalla de té y gira para eliminar la humedad, repitiendo lo más necesario hasta que se retire la mayor cantidad posible de agua.
4. Caliente una olla grande y derrita el aceite de coco.
5. Pica el ajo y vierte en la olla caliente para hervir a fuego lento durante aproximadamente 2 minutos.
6. Combine el pavo molido al ajo y dore durante unos 7 minutos, revolviendo con un rascador de madera para romper la carne.
7. Mezcle la coliflor arrocera, la sal, el tomillo, el ajo en polvo, la sal de apio, la mostaza y la pimienta con la carne hasta que se combinen.
8. Reduzca la temperatura y finalmente agregue la leche de coco. Cocine a fuego lento durante aproximadamente 6 minutos adicionales.
9. ¡Sirva caliente y disfrute!

Consejos de variación:

- Si continúas reduciendo el plato a la mitad y se volverá más grueso y se puede servir como un chapuzón en tu próxima fiesta.

- Alternativamente, puede utilizar carne de cerdo molida, cordero o carne de res con esta receta. También puede agregar otras verduras como brócoli.

- Los adornos opcionales incluyen tocino, tomate cherry, salsa picante o jalapeños.

RECETAS DE APERITIVOS

Coliflor

machacada

¿Faltan patatas? Ya no lo harás con esta brillante sustitución que sabe tan bien; usted no será capaz de probar la diferencia.

Tiempo total de preparación y cocción: Nivel de 25 minutos:

Principiante

Hace: 4 ayudas

Proteína: 4 gramos carbohidratos netos: 6

gramos de grasa: 13 gramos

Azúcar: 0 gramos

Calorías: 227

Lo que necesita:

- 1/2 taza de cebollino, picado

- 3 tazas de coliflor

- 1 cucharadita de sal

- 2 cucharadas de aceite de oliva

- 1/4 de taza de perejil

- 3 dientes de ajo picados

- 1 cucharadita de pimienta

- 8 oz. de crema agria

- 6 tazas de agua

Pasos:

1. Hierva el agua en una olla grande y saltee la coliflor durante aproximadamente 15 minutos.

2. En un plato grande, mezcle los cebollinos, la sal, el aceite de oliva, el perejil, el ajo, la pimienta y la crema agria hasta que se combinen.

3. Escurrir el agua caliente de la coliflor y triturar completamente hasta que la consistencia sea suave.

4. Integre la mezcla a la coliflor, mezclándose totalmente.

5. Espere unos 5 minutos antes de servir.

Pan de almendras

Servicios: 8

Valores nutricionales:

Calorías: 277,

Grasa total: 21,5 g, Grasa saturada: 7,3

g, Carbohidratos: 12,7 g,

Azúcares: 0,3 g,Proteína: 10,7 g

Ingredientes:

- 1 1/4 de taza de harina de almendras

- 1/2 taza de harina de coco

- 1/4 de taza de semillas de chía molidas

- 1/2 cucharadita de bicarbonato de sodio

- 1/4 cucharadita de sal

- 4 cucharadas de aceite de coco, derretido

- 5 Huevos

- 1 cucharada de vinagre de sidra de manzana

Indicaciones:

1. Precaliente el horno a 350F / 190C. Engrase una sartén y reserve.
2. Combine todos los ingredientes secos y reserve.
3. Mezcle los ingredientes húmedos y agréguelos a los ingredientes secos. Mezcle bien para combinar.
4. Transfiera la masa a la sartén preparada y hornee en el horno precalentado durante unos 40-50 minutos.
5. Cuando esté horneado, deje enfriar, cortar y comer.

Pan de keto de almendras

- 3 tazas de harina de almendras

- 1 cucharadita de bicarbonato de sodio

- 2 cucharaditas de polvo de hornear

- 1/4 cucharadita de sal
1/4 de taza de leche de almendras

- 1/2 taza + 2 cucharadas de aceite de oliva

- 3 Huevos

Sirve: 10 rebanadas Valores

Nutricionales: Calorías: 302,

Grasa total: 28.6 g, Grasa saturada: 3 g,

Carbohidratos: 7.3g,

Azúcares: 1,2 g,

Proteína: 8,5 g

Indicaciones:

1. Precaliente el horno a 300F / 149C. Engrase una sartén(por ejemplo, 9x5) y reserve.
2. Combine todos los ingredientes y transfiera la masa a la sartén preparada.
3. Hornee en el horno precalentado durante una hora.
4. Una vez horneado, retirar del horno, dejar enfriar, cortar y comer.

Pan de hierbas

Servicios: 4

Ingredientes:

- 2 cucharadas de harina de coco

- 1 1/2 taza de harina de almendras

- 2 cucharadas de hierbas frescas de elección, picadas

- 2 cucharadas de semillas de lino molido

- 1 1/2 cucharadita de bicarbonato de sodio

- 1/4 cucharadita de sal

- 5 Huevos

- 1 cucharada de vinagre de sidra de manzana

- 1/4 de taza de aceite de coco, derretido

Indicaciones:

2. Precalentar el horno a 350F / 175C. Engrase una sartén y reserve.

3. Agregue la harina de coco, la harina de almendras, las hierbas, el lino, el bicarbonato de sodio y la sal a su procesador de alimentos. Pulse para combinar y luego agregue los huevos, el vinagre y el aceite.

4. Transfiera la masa a la sartén preparada y hornee en el horno precalentado durante unos 30 minutos.

5. Una vez horneado y dorado, retirar del horno, dejar a un lado para enfriar, cortar y comer.

Valores nutricionales:

Calorías: 421,

Grasa total: 37,4 g, Grasa saturada: 14,8 g, Carbohidratos:

9,4 g, Azúcares: 0,9 g, Proteína: 15,1 g

Pan de Acción de Gracias

Ingredientes:

- 1 cucharada de ghee

- 2 tallos de apio, picados

- 1 Cebolla picada

- 1/2 taza de nueces

- 1/2 taza de harina de coco

- 11/2 taza de harina de almendras

- 1 cucharada de romero fresco, picado

- 10 hojas de salvia, finamente picadas

- 1 cucharadita de bicarbonato de sodio

- 1 pizca de nuez moscada recién rallada
- 1/4 cucharadita de sal1/2 taza de caldo de pollo

- 4 Huevos

- 2-3 Tiras de tocino, cocidas y desmenuzadas

Servicios: 4

Valores nutricionales:

Calorías: 339, Grasa total: 26,9 g, Proteína: 12,2 g'
Grasa saturada: 5,7 g, Carbohidratos: 16,7 g,

Azúcares: 1,2 g,

Indicaciones:

1. Precalentar el horno a 350F / 175C.

2. Añade el ghee a una sartén y derrite en el medio. Agregue el apio y la cebolla y saltee durante unos 5 minutos.

3. Una vez tiernas, agregue las nueces y cocine durante unos minutos más. Reserva.

4. En un tazón, mezcle la harina de coco, la harina de almendras, el romero, la salvia, el bicarbonato de sodio, la nuez moscada y la sal.

5. Mezcle el apio salteado y la cebolla y agregue el caldo de pollo y los huevos. Mezcle hasta que esté bien incorporado.

6. Agregue los desmoronamientos de tocino y transfiera la masa a la sartén preparada. Hornee en el horno precalentado durante unos 30-35 minutos.

7. Una vez horneado, dejar enfriar, cortar y servir.

RECETAS PARA LA CENA

Baquetas de lima de chile

Hunde los dientes en esta maravillosa cena que puede convertirse en tu carne sabrosa favorita en la dieta Keto.

Tiempo total de preparación y cocción: 45 minutos más 1 hora para marinar

Nivel: Principiante

Hace: 4 ayudas

Proteína: 24 gramos

Carbohidratos netos: 1 gramo de grasa:

15 gramos

Azúcar: 0 gramos

Calorías: 249

Lo que necesita:

- 1 cucharadita de chile en polvo
- 4 baquetas de pollo
- 2 cucharaditas de jugo de lima
- 1 cucharadita de ajo en polvo
- 3 cucharaditas de aceite de aguacate
- 1/4 cucharadita de sal

Pasos:

1. En una tina grande con tapa, mezcle el chile en polvo, el aceite de aguacate, el ajo en polvo y el jugo de lima hasta que se incorpore.

2. Coloque la carne en el líquido y colóquela para cubrirla por completo.

3. Marinar durante al menos 60 minutos o durante la noche.

4. Cuando esté listo para cocinar, ajuste la parrilla para calentar a 450° Fahrenheit.

5. Quítese el pollo del adobo y asar durante unos 35 minutos asegurándose de darles la vuelta aproximadamente cada 5 minutos. Compruebe el templado con un termómetro de carne hasta que alcancen los 185° Fahrenheit.

6. Polvo con sal y servir caliente.

RECETAS INUSUALES DE COMIDAS

Tartar de salmón

Esta sería la versión de la dieta Keto de sushi de pescado crudo en esta mini bomba de grasa que te hará golpear tus labios.

Tiempo total de preparación y cocción: 25 minutos más 2 horas para marinar (opcional)

Nivel: Intermedio

Hace: 4 ayudas

Proteína: 28 gramos Carbohidratos netos:

1,8 gramos De grasa: 40 gramos

Azúcar: 0 gramos

Calorías: 272

Lo que necesita:

- Filete de salmón de 16 onzas, sin piel

- 5 oz. de salmón ahumado

- 1/4 cucharadita de pimienta de Cayena

- Mayonesa de 4 onzas, sin azúcar

- 1/4 de taza de perejil picado

- 4 oz. de aceite de oliva virgen extra

- 2 cucharadas de jugo de lima

- 1 cucharada de salmuera alcaparra

- 2 cucharadas de aceitunas verdes picadas

- 1/4 cucharadita de pimienta
- 2 cucharadas de alcaparras picadas
- 1 cucharadita de mostaza, dijon

Pasos:

1. Corta el salmón ahumado y fresco en cubos de aproximadamente 1/4 de pulgada de ancho y lanza en un plato de vidrio.

2. Mezcle la mayonesa, la pimienta de Cayena, las aceitunas picadas, la pimienta y la mostaza con el salmón hasta que se combinen a fondo.

3. Finalmente integre el perejil, el aceite de oliva, el jugo de lima, las alcaparras y la salmuera de alcaparras hasta que se incorporen por completo.

4. Envuelva el plástico en capas sobre el recipiente y refrigere durante aproximadamente 2 horas para marinar correctamente.

5. Retire el salmón de la nevera y seccione el pescado en 4 porciones.

6. Utilice un cortador de galletas de círculo grande para empujar ligeramente el salmón en una empanada gruesa usando una cuchara.

7. Retire la cortadora de galletas y decore con un chorrito de aceite de oliva y sirva.

Consejos para hornear:

1. Es necesario adquirir pescado fresco ya que se trata de un plato crudo. Si hay alguna piel en el salmón, debe eliminarse antes de cortarla.

2. Tener cuidado al cortar el pescado en cubos. Si los cortas demasiado pequeños, el tartar será blando.

3. El marinado no es ultra-importante para el plato, pero ayuda a los ingredientes a fusionarse entre sí correctamente.

RECETAS DE POSTRES KETO

Barras de chip Chocó

Servicios: 24

Tiempo de preparación: 10 minutos Tiempo de cocción: 35 minutos

Ingredientes:

- 1 taza de nueces picadas
- 1 1/2 cucharadita de polvo de hornear
- 1 taza de chips de chocolate sin endulzar
- 1 taza de harina de almendras
- 1/4 de taza de harina de coco
- 1 1/2 cucharadita de vainilla
- 5 huevos
- 1/2 taza de mantequilla
- 8 oz de queso crema
- 2 tazas de eritritol
- Pizca de sal

Indicaciones:

1. 350 F/ 180 C debe ser el objetivo al precalentar el horno.

2. Forre la hoja de galletas con papel pergamino y reserve.

3. Batir la mantequilla, edulcorante, vainilla y queso crema hasta que quede suave.

4. Agregue los huevos y bata hasta que estén bien combinados.

5. Agregue los ingredientes restantes y revuelva suavemente para combinarlos.

6. La mezcla debe transferirse a la hoja de galletas preparada y extenderse uniformemente.

7. Hornee en horno precalentado durante 35 minutos.

8. Retirar del horno y dejar enfriar por completo.

9. Cortar y servir.

Por porción: Carbohidratos netos: 2.6g; Calorías: 207 Grasa Total: 18.8 g; Grasa saturada: 8,5 g

Proteína: 5.5g; Carbohidratos: 4.8g; Fibra: 2.2g; Azúcar: 0.4g; Grasa 83% / Proteína 11% / Carbohidratos 6%

Barras de sésamo

Servicios: 16

Tiempo de preparación: 10 minutos Tiempo de
cocción: 15 minutos

Ingredientes:

- 1 1/4 de taza de semillas de sésamo

  - 10 gotas de stevia líquida

  - 1/2 cucharadita de vainilla

  - 1/4 de taza de compota de manzana sin endulzado

  - 3/4 de taza de mantequilla de coco

  - Pizca de sal

Indicaciones:

1. Precalentar el horno a 350 F/ 180 C.
2. Rocíe un molde para hornear con spray de cocina y
   reserve.
3. En un tazón grande, agregue la compota de manzana,
   la mantequilla de coco, la vainilla, la stevia líquida y la
   sal marina y revuelva hasta que estén bien combinadas.
4. Agregue las semillas de sésamo y revuelva para cubrir.
5. Vierta la mezcla en un molde para hornear preparado y
   hornee en un horno precalentado durante 10-15

minutos.

6. Retirar del horno y dejar a un lado para enfriar completamente.

7. Colóquelo en nevera durante 1 hora.

8. Cortar en pedazos y servir.

Por porción: Carbohidratos netos: 2.4g; Calorías: 136 Grasa Total: 12.4g; Grasa saturada: 6.8g

Proteína: 2.8g; Carbohidratos: 5.7g; Fibra: 3.3g; Azúcar: 1.2g; Grasa 83% / Proteína 9% / Carbohidratos 8%

Delicioso pastel de crema de calabaza

Servicios: 10

Tiempo de preparación: 10 minutos Tiempo de cocción: 60 minutos

Para la corteza:

- 1 cucharadita de eritritol
- 8 cucharadas de mantequilla
- 1 1/4 de taza de harina de almendras
- Pizca de sal
- Para el llenado:
- 2 huevos
- 1/2 cucharadita de stevia líquida
- 1/2 taza de eritritol
- 2 cucharadas de especia de pastel de calabaza
- 1/4 de taza de crema agria
- 3/4 de taza de crema pesada
- 15 oz de puré de calabaza

Indicaciones:

1. Para la corteza: Precalentar el horno a 350 F/ 180 C.

2. Agregue todos los ingredientes de la corteza en el procesador de alimentos y procese hasta que se forme la masa.

3. Transfiera la masa en un plato de pastel y esparce uniformemente.

4. Pinche la parte inferior de la corteza usando tenedor o cuchillo.

5. Hornee la corteza en horno precalentado durante 10 minutos.

6. Para el llenado: Precalentar el horno a 375 F/ 190 C.

7. En un tazón grande, bate huevos con crema agria, crema pesada y puré de calabaza.

8. Agregue la stevia, el eritritol y la especia del pastel de calabaza y bata bien.

9. Vierta la mezcla de calabaza crema en la corteza al horno y extienda uniformemente.

10. Hornee en horno precalentado durante 45-50 minutos.

11. Deje enfriar completamente y luego colóquelo en el refrigerador durante 2-3 horas.

12. Sirva y disfrute.

Por porción: Carbohidratos netos: 5.6g; Calorías: 239; Grasa total: 21.8g; Grasa saturada: 9,5 g

Proteína: 5.3g; Carbohidratos: 8.3g; Fibra: 2.7g; Azúcar: 2.1g; Grasa 83% / Proteína 8% / Carbohidratos 9%

Pastel de limón fácil

Servicios: 8

Tiempo de preparación: 10 minutos Tiempo de cocción: 45 minutos

Ingredientes:

- 3 huevos
- 3 jugo de limón
- 1 ralladura de limón rallado
- 4 oz de eritritol
- oz de harina de almendras
- mantequilla oz, derretida
- Sal

Indicaciones:

1. Precalentar el horno a 350 F/ 180 C.
2. En un tazón, mezcle la mantequilla, el edulcorante de 1 oz, la harina de almendras de 3 oz y la sal.
3. Transfiera la masa en un plato de pastel y esparce uniformemente y hornee durante 20 minutos.
4. En un tazón separado, mezcle los huevos, el jugo de limón, la ralladura de limón, la harina restante, el edulcorante y la sal.
5. Vierta la mezcla de huevo en la corteza preparada y hornee durante 25 minutos más.
6. Deje enfriar por completo.
7. Cortar y servir.

Por porción: Carbohidratos netos: 3.0g; Calorías: 229; Grasa total: 21.5g; Grasa saturada: 7,7 g

Proteína: 6.5g; Carbohidratos: 5.3g; Fibra: 2.3g; Azúcar: 1.4g; Grasa 84% / Proteína 11% / Carbohidratos 5%

CARAMELO: PRINCIPIANTE

Galletas de mantequilla de maní fácil

Servicios: 15

Tiempo de preparación: 10 minutos Tiempo de cocción: 15 minutos

Ingredientes:

- 1 huevo
- 1/2 taza de eritritol
- 1 taza de mantequilla de maní
- 1 cucharadita de vainilla
- Pizca de sal

Indicaciones:

1. Precalentar el horno a 350 F/ 180 C.
2. Agregue todos los ingredientes en el tazón grande y mezcle hasta que estén bien combinados.
3. Hacer galletas de la mezcla de cuenco y colocar en una bandeja para hornear.
4. Hornee en horno precalentado durante 10-12 minutos.
5. Deja que se enfríe por completo y luego sirva.

Por porción: Carbohidratos netos: 2.5g; Calorías: 106; Grasa total: 8.9g; Grasa saturada: 1,9 g

Proteína: 4.7g; Carbohidratos: 3.5g; Fibra: 1g; Azúcar: 1.7g; Grasa 75% / Proteína 17% / Carbohidratos 8%

POSTRE CONGELADO: PRINCIPIANTE

Experto: Classic Citrus Custard

Servicios: 4

Tiempo de preparación: 10 minutos Tiempo de cocción: 10 minutos

Ingredientes:

- 2 1/2 tazas de crema batida pesada
- 1/2 cucharadita de extracto de naranja
- 2 cucharadas de jugo de lima fresco
- 1/4 de taza de jugo de limón fresco
- 1/2 taza de swerve
- Pizca de sal

Indicaciones:

1. Hierve la crema y el edulcorante pesados en una cacerola para 5-6

Minutos. Revuelva continuamente.

2. Retire la cacerola del fuego y agregue el extracto de naranja, el jugo de lima, el jugo de limón y la sal y mezcle bien.
3. Vierta la mezcla de natillas en ramekins.
4. Coloque ramekins en nevera durante 6 horas.

5. Sirva frío y disfrute.

Por porción: Carbohidratos netos: 2.7g; Calorías: 265; Grasa total: 27.9g; Grasa saturada: 17.4g

Proteína: 1.7g; Carbohidratos: 2.8g; Fibra: 0.1g; Azúcar: 0.5g; Grasa 94% / Proteína 2% / Carbohidratos 4%

Hamburguesas de tocino y guisantes split de Keto

Absoluto: 2 hr 20 min

Preparación: 35 min

Inactivo: 30 min

Cocinero: 1 hora 15 min

Rendimiento: 8 hamburguesas (5 onzas)

Ingredientes

- 1 cucharadita de cilantro molido
- 1 cucharada de aceite de oliva, además de 1 a 2 cucharadas adicionales para saltear
- 1/2 taza de cebolla cortada
- 3 tazas de caldo de verduras
- 1/2 taza de pimienta de campana cortada
- Sal genuina y pimienta oscura recién molida
- 2 cucharaditas de ajo picado
- 4 onzas de champiñones, cortados
- 1/2 taza de arroz seco de color oscuro
- 1 cucharadita de comino molido

- 3/4 de taza de trozos de pan seco, además de 1/4 de taza para cubrir
- 1 taza de guisantes partidos secos, recogidos y lavados

Dirección

1. Calidez 1 cucharada de aceite de oliva en una enorme olla (4 a 6 cuartos) a fuego medio. Incluya la cebolla y la pimienta de campana junto con un exprimido liberal de sal. Durante 5 minutos sudar o hasta que las cebollas estén delicadas. Incluya el ajo y los champiñones y siga cocinando durante 4 minutos adicionales.

2. Incluye la sopa, guisantes, arroz, cilantro y comino. Incremente el calor a alto y caliente hasta el punto de ebullición. Reducir el calor a bajo, extender y cocinar en un guiso durante 1 hora o hasta que el arroz y los guisantes sean delicados.

3. Expulse del calor y vacíe tiernamente la mezcla en el tazón de un procesador de nutrición y un procedimiento hasta que se mezcle.*   No puré.

   Vacíe esta mezcla en un tazón y mezcle en las 3/4 tazas de bocados de pan.
   Refrigere durante 30 minutos.

4. Dar forma a la mezcla en empanadas y cavar a cada lado en el resto de la 1/4 taza de bocados de pan. Caliente 1 cucharada de aceite de oliva en un recipiente de sofríe medio a fuego medio. Incluye 2 hamburguesas en un momento dado y sofríe hasta que estén de

color oscuro a cada lado, aproximadamente de 3 a 4 minutos para cada lado. Para quemar el asolla, cocine en alto durante 3 a 4 minutos para cada lado también. Sirva de inmediato.

Muffins de fresa de Keto

Tiempo de cocción: 20 min Rendimiento:

12 muffins

Datos nutricionales: 87 calorías por muffin: Carbohidratos 4.3g, grasas 7g, y proteínas 2.4g.

Ingredientes:

- 10,5 oz de harina de almendras
- 2 cucharaditas de polvo de hornear
- 1/4 cucharadita de sal
- 1 cucharadita de canela
- Edulcorante de 8 cucharadas
- 5 cucharadas de mantequilla, derretida
- 3 huevos
- 1 cucharadita de extracto de vainilla
- 6 cucharadas de crema pesada
- 2/3 taza de fresas frescas

Pasos:

1. Caliente el horno a 175 C.
2. Batir juntos: mantequilla derretida + edulcorante.
3. Añadir allí: huevos + vainilla + crema. Sigue latiendo hasta que la masa esté espumosa.

4. Mezcle un edulcorante con fresas y dejátelo a un lado.

5. Tamizar juntos: harina de almendras + polvo de hornear + sal + canela.

6. Agregue los ingredientes secos a la mantequilla y los huevos. Mezcle bien.

7. Mezclar en fresas.

8. Coloque la masa en las tazas de hornear, engrasada.

9. Hornee durante 20 minutos.

RECETAS DE APERITIVO

Palitos de pan de ajo

Porciones:8 palitos de pan

Valores nutricionales: Calorías: 259.2, Grasa total: 24.7 g, Grasa saturada: 7.5 g, Carbohidratos: 6.3 g, Azúcares: 1.1 g, Proteína: 7 g

Ingredientes para la mantequilla de ajo:

- 1/4 de taza de mantequilla, ablandada
- 1 cucharadita de ajo en polvo
- Ingredientes:
- 2 tazas de harina de almendras
- 1/2 cucharada de polvo de hornear
- 1 cucharada de polvo de cáscara de psyllium
- 1/4 cucharadita de sal
- 3 cucharadas de mantequilla, derretida
- 1 Huevo
- 1/4 de taza de agua hirviendo

Indicaciones:

1. Precalentar el horno a 400F / 200C.

2. Batir el ajo en polvo y la mantequilla y dejar a un lado para usarlo para el cepillado.

3. Combine el polvo de cáscara de psyllium,

   polvo de hornear, harina de almendras y sal. Agregue la mantequilla junto con el huevo y mezcle hasta que esté bien combinada.

4. Mezcle hasta que la masa se forme con agua hirviendo.

5. Divida en palitos de pan.

6. Hornee durante 15 minutos. Cepille los palitos de pan con la mantequilla de ajo y hornee durante 5 minutos más.

Sirva caliente o deje enfriar.

Galletas italianas saladas

Porciones:20-30 galletas

Valores nutricionales: Calorías: 63.5, Grasa total: 5.8 g, Grasa saturada: 0.6 g, Carbohidratos: 1.8 g, Azúcares: 0.3 g, Proteína: 2.1 g

Ingredientes:

- 1 1/2 taza de harina de almendras
- 1/4 cucharadita de ajo en polvo
- 1/2 cucharadita de cebolla en polvo
- 1/2 cucharadita de tomillo
- 1/4 cucharadita de albahaca
- 1/4 cucharadita de Orégano
- 3/4 cucharadita de sal
- 1 Huevo
- 2 cucharadas de aceite de oliva

Indicaciones:

1. Precalentar el horno a 350F / 175C.

2. Combine hasta que se forme la masa.

3. Forme un tronco y corte en galletas finas. Coloca las galletas en la bandeja para hornear preparada y hornea durante unos 10-15 minutos.

4. Cuando haya terminado, deje enfriar y servir.

KETO EN LA

Sábado: Cena:

Chuletas de cerdo "empanadas"

Con pan crujiente y amigable con el keto, este es seguro que es uno de los favoritos de la familia.

Consejo de variación: si puedes ahorrar las calorías, espolvorea con queso parmesano rallado.

Tiempo de preparación: 5 minutos Tiempo de cocción: 30 minutos Sirve 4

Lo que hay en él

- Chuletas de cerdo finas deshuesadas (4 qty)
- Polvo de cáscara de psyllium (1 T)
- Sal kosher (.5 t)
- Pimentón (.25 t)
- Ajo en polvo (.25 t)
- Cebolla en polvo (.25 t)
- Orégano (.25 t)

Cómo se hace

1. Precalentar el horno a 350 grados F.

2. Chuletas de cerdo secas con una toalla de papel.

3. Combine el resto de los ingredientes en una bolsa ziplock.

4. Uno a la vez, sellar las chuletas de cerdo en la bolsa y agitar para cubrir.

5. Coloque una rejilla de alambre en una bandeja para hornear. Coloque las chuletas de cerdo en el estante.

6. Hornee en el horno durante aproximadamente 30 minutos. El termómetro debe leer 145 grados F.

7. Sirva con verduras o una ensalada verde.

Carbohidratos netos: 0 gramos

Grasa: 9 gramos

Proteína: 28 gramos

Azúcares: 0 gramos

EL ALMUERZO DE KETO

Sábado: Almuerzo:

Sopa sin fideos

de pollo

Toda la comodidad de una sopa clásica sin los carbohidratos. Qué reconfortante.

Consejo de variación: usa la carne de un pollo rotisserie.

Tiempo de preparación: 10 minutos Tiempo de cocción: 20 minutos Sirve 4

Lo que hay en él

- Mantequilla (.25 tazas)
- Apio (1 tallo)
- Champiñones (3 onzas)
- Ajo picado (1 diente)
- Cebolla picada seca (1 T)
- Perejil seco (1 t)
- Caldo de pollo (4 tazas)
- Sal kosher (.5 t)
- Pimienta molida fresca (.25 t)
- Zanahoria picada (1 qty)

- Pollo, cocido y cortado en cubos (2.5 tazas o 1.5 libras de pechuga de pollo)
- Repollo en rodajas (1 tazas)

Cómo se hace

Ponga un bote de sopa grande a fuego medio y derrita la mantequilla.

Corta el apio y los champiñones y añade, junto con la cebolla seca a la olla.

Agregue el perejil, el caldo, la zanahoria, la sal kosher y la pimienta fresca. Revolver.

Cocine a fuego lento hasta que las verduras estén tiernas.

Agregue el pollo cocido y el repollo en rodajas. Cocine a fuego lento hasta que el repollo esté tierno, de 8 a 12 minutos.

Carbohidratos netos: 4 gramos De grasa: 40 gramos

Proteína: 33 gramos

Azúcares: 1 gramo

CPSIA information can be obtained
at www.ICGtesting.com
Printed in the USA
LVHW021208110521
687091LV00011B/2107